DES LIMITES

DE

LA CONCORDANCE

entre

LES FORMES, LA STRUCTURE, LES AFFINITÉS

DES PLANTES

ET LEURS PROPRIÉTÉS MÉDICINALES.

THÈSE

PRÉSENTÉE ET PUBLIQUEMENT SOUTENUE

à la **Faculté de Médecine de Montpellier,**

LE 7 FÉVRIER 1851 ;

PAR J.-E. PLANCHON,

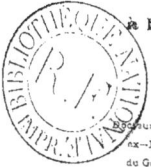

Docteur ès—Sciences naturelles ; ex—Conservateur de l'Herbier de sir William Hooker,
ex—Professeur de Botanique, de Zoologie et d'Horticulture à l'Institut horticole
du Gouvernement, à Gand ; Rédacteur principal de la Flore des Serres et des Jardins
d'Europe ; Membre correspondant de la Société des Sciences et Lettres d'Orléans.

POUR OBTENIR LE GRADE DE DOCTEUR EN MÉDECINE.

Montpellier.

BOEHM, IMPRIMEUR DE L'ACADÉMIE.

1851.

A MON PÈRE

ET

A MA MÈRE.

A mon Frère Gustave PLANCHON.

J.-E. PLANCHON.

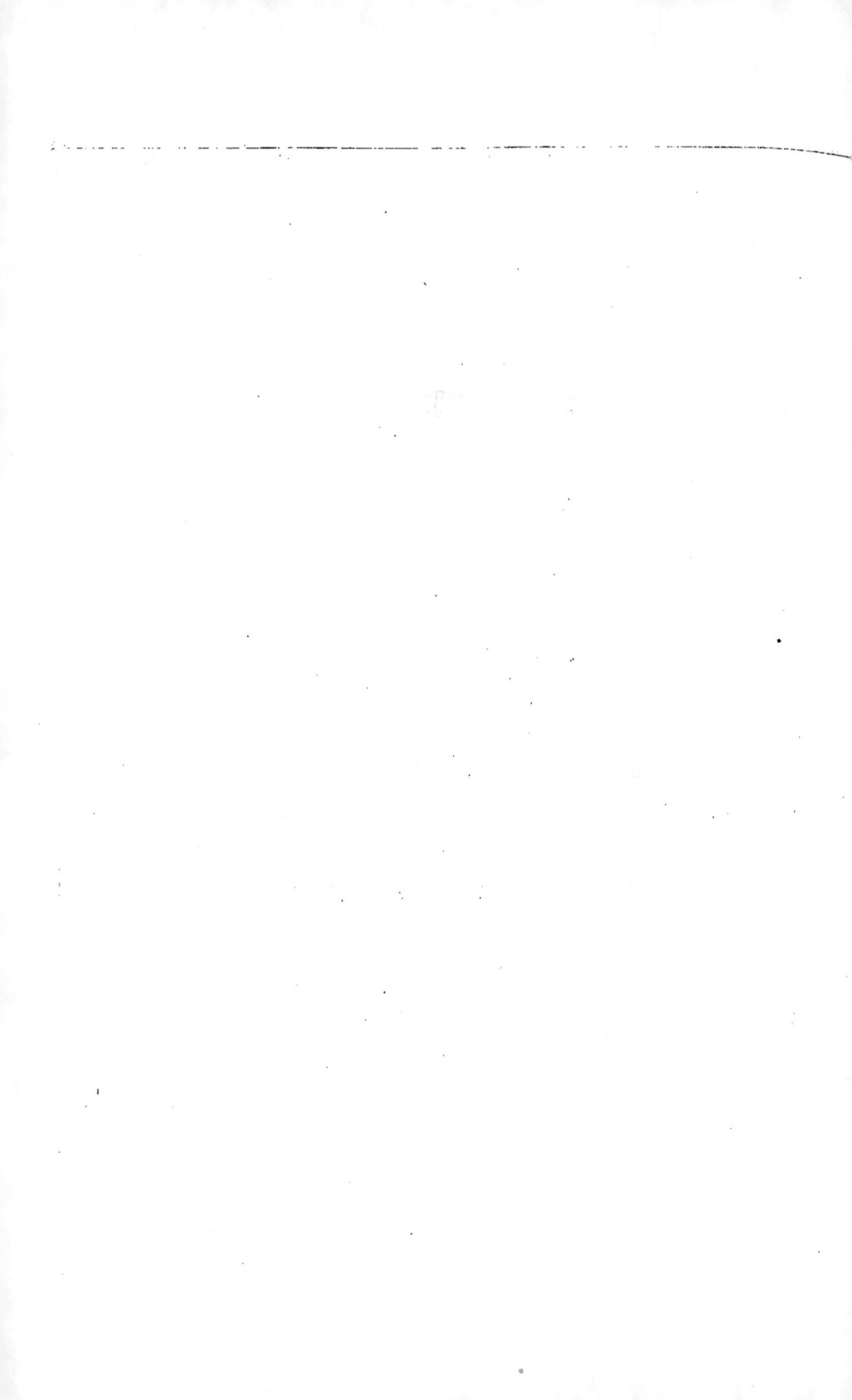

DES LIMITES

DE

LA CONCORDANCE

entre

LES FORMES, LA STRUCTURE, LES AFFINITÉS

DES PLANTES

ET LEURS PROPRIÉTÉS MÉDICINALES.

Pluris longe faciendum (*quam analysis chymica*) arbitror, in enucleandis viribus abditis, *cognationis adjumentum; quod de vegetabilibus præcipue valet.* Nam etsi in combinandis stirpibus, tam quoad genus, quam ordines naturales, sæpe botanici differant et supersint quædam quibus in naturali serie nullus aptus etiam locus possit adsignari, ... plerisque tamen tantam natura similitudinem impressit ut nihil opponi possit. *Si quæ verò discrimina virtutum in uno eodemque genere vel ordine locum habent : non tot eorum exempla exstant, ut subsidium hocce in universum rejiciendum putem.* Sæpe gradu modo differunt ; sæpe altera pars iners omnique vi orba ; altera efficaci, quin venenata. Id ad minimum cognationum scientia emolumenti affert, quod novis experimentis ansam præbeat et cautiores observatores in eisdem subeundis reddat.

B.-J.-And. MURRAY, *Apparat. medicam.* (edit. Althof. Goett., 1793), vol. 1, præf., p. XXII-XXIII.

Existe-t-il entre les caractères des plantes et leurs propriétés médicinales, un rapport aussi absolu, aussi constant que le suppose l'aphorisme dogmatique de Linnæus : « *Plantæ quæ genere con-*

veniunt etiam virtute conveniunt; quæ ordine naturali
continentur etiam virtute propius accedunt; quæque
classe naturali congruunt etiam viribus quodammodo
congruunt (1) ? »

Cet accord entre l'organisation des végétaux et
leurs effets sur l'économie vivante, serait-il, du
moins, aussi général que cherche à le prouver De
Candolle, dans son ingénieux *Essai sur les pro-*
priétés médicales des plantes ?

Et, s'il est vrai que des faits nombreux infirment
la valeur exagérée du principe, si les dangers les
plus graves peuvent résulter de son application
aveugle, s'ensuit-il qu'on doive en nier la vérité,
l'utilité générales, et repousser dédaigneusement
un secours aussi précieux dans la recherche de mé-
dicaments nouveaux ou de succédanés des médi-
caments déjà connus?

La réponse à ces importantes questions est toute
entière dans le passage de Murray que j'ai choisi
pour épigraphe ; heureux de trouver dans la sage
réserve du célèbre médecin-botaniste, une sauve-
garde contre ces deux excès contraires : l'esprit
systématique, qui sacrifie les faits à de brillantes
théories, et l'empirisme routinier, qui condamne
tout ce qui dépasse l'horizon borné de ses vues !

Donc, à l'exemple des maîtres de la science,
Linnæus, Adanson, Jussieu, De Candolle, j'admets chez les plantes l'existence très-fréquente
d'une relation intime entre l'organisation et les

propriétés médicales ; mais, loin d'enregistrer à regret les exceptions à cette théorie séduisante , je les accueille comme des renseignements utiles pour la recherche d'une loi plus générale et plus vraie : cette loi, je suis loin de croire l'avoir trouvée ; mais, au moins , vais-je établir entre les rapports par lesquels les plantes s'allient , soit entre elles , soit avec d'autres productions de la nature, une distinction essentielle, qui pourra peut-être jeter quelques lumières sur l'art de prévoir leurs effets thérapeutiques. Les rapports en question me paraissent être de quatre sortes :

RESSEMBLANCE ; ANALOGIE ; AFFINITÉ ; IDENTITÉ.

Tâchons, avant tout, de préciser le sens de ces termes.

Par *ressemblance*, on entend un accord purement superficiel dans les formes ou les qualités sensibles de certains objets, qu'ils soient ou non liés par de véritables rapports naturels : la fleur de la Campanule rappelle une cloche; celle de la Digitale un doigt de gant ; le Tamaris et le Cyprès se rapprochent par le feuillage ; il y a là *ressemblance* sans trace d'affinité directe. Le Pêcher et l'Amandier se *ressemblent*, en même temps qu'ils sont alliés par la parenté.

L'analogie, (dans le sens restreint que je donne au terme), désigne une *coïncidence de structure* entre deux organes correspondants, chez des plantes qui ne sont d'ailleurs unies entre elles par aucun lien de famille : le Platane et le Ruban d'eau (*Sparga-nium*), si peu ressemblants par le port, si éloignés l'un de l'autre dans la série des familles, coïncident néanmoins par leurs fleurs ; les Nymphéacées, le *Villarsia nymphoïdes*, l'*Hydrocharis Morsus-ranæ*, si différents par les caractères des fleurs, des fruits et des graines, *coïncident*, de la façon la plus frappante, par divers points de structure de leurs organes végétatifs.

L'affinité, ou *rapport naturel*, indique, suivant le sens ordinaire, cette parenté qui s'établit entre les plantes par la concordance d'un certain ensemble de caractères dits essentiels, caractères dont l'importance relative est toujours en raison directe de leur constance dans les plantes d'un groupe donné. Ainsi, la comparaison des fleurs et des fruits dévoile, entre le Mûrier et l'Ortie, une *affinité* que le port semble contredire.

Le mot *identité* se définit de lui-même : distintinguons seulement une *identité spécifique*, unissant tous les individus de la même espèce ; une *identité de variété ou de race* pour les individus qui se rangent sous l'une ou l'autre de ses associations ; enfin, une *identité individuelle* qui est celle de l'individu avec lui-même, aux diverses périodes de son existence.

Ces degrés de relation distingués et définis, reste à savoir s'ils établissent ou non entre les plantes quelque rapport de propriétés.

CHAPITRE Ier.

RESSEMBLANCE EN GÉNÉRAL. — SES RAPPORTS AVEC
LES PROPRIÉTÉS.

La ressemblance est trompeuse de sa nature ; elle couvre d'un vernis d'uniformité les organisations les plus diverses. Autant l'imagination du poëte jouit des rapprochements qu'elle crée, autant la raison du naturaliste lutte pour en combattre les illusions. Que de malicieuses mystifications elle inflige à l'observateur novice ! mais aussi, que de piquantes surprises elle ménage à l'œil du naturaliste exercé ! Par la ressemblance, le marron d'Inde (*graine de l'Æsculus Hippocastanum*) paraît n'être qu'une châtaigne sauvage (2) ; le calice de la Rose-de-noël (*Helleborus niger*) imite la corolle de la Rose ; les riches *Mutisia* des Andes simulent par le feuillage les humbles *Vicia* de nos buissons. La ressemblance rapproche des êtres que l'organisation sépare ; elle comble les distances qui existent entre les règnes, en montrant dans l'un le reflet des formes de l'autre, en dévoilant partout de poétiques harmonies.

Du point de vue positif où nous place la nature de notre travail, nous distinguons divers genres de ressemblance.

2

§ I. *Ressemblance entre les plantes, soit par le port* (habitus), *soit par l'aspect* (facies), *soit par ces deux caractères combinés.*

Au milieu des nuances infinies qui distinguent les formes végétales, se détachent quelques types assez remarquables pour mériter des noms spéciaux. Des adjectifs avec la désinence *oïde* font généralement allusion à ces ressemblances entre ces espèces nombreuses de famille ou de genre différents : *Ericoideus, myrtoideus, juncoides, linoides, euphorbioides* tiennent la première place dans ce catalogue d'épithètes pittoresques. *Ericoideus*, surtout, figure souvent dans les flores du cap de Bonne-Espérance, région aride où les familles les plus diverses, Diosmées, Protéacées, Composées, Rhamnées, Bruniacées, etc., fournissent leur contingent d'arbustes pareils à nos Bruyères. *Myrtoideus* brille par sa fréquence dans les flores du Brésil, pays où tant de Mélastomées, de Vacciniées, aux proportions naines, se mêlent à des Myrtacées fruticuleuses. *Rhamnoides, oleoides*, conviennent à beaucoup de buissons épineux et rabougris, qui couvrent les garrigues de la région de l'Olivier. *Azoides, bryoides, muscoides, aretiodes*, expressions communes dans les catalogues des plantes alpines, désignent des Crucifères (*Draba*), des Caryophyllées (*Sagina, Alsine, Cherleria*), des Linées (*Linum*), des Rubiacées (*Declieuxia*), des Saxifragées (*Saxifraga*), et mille

autres charmantes plantes-miniature, qui peuplent
de leurs touffes gazonnantes les abords des neiges
éternelles.

Il suffit de ces exemples pour montrer qu'il existe
une connexion entre les ressemblances extérieures
de beaucoup de plantes, et le caractère de la région
qu'elles habitent ; en d'autres termes, que l'identité
de station et de climat détermine, chez les végétaux
en question, une certaine conformité d'*habitus* et de
facies (3).

Mais, à côté de ces modifications superficielles
que les circonstances physiques impriment aux *formes* extérieures, faudrait-il reconnaître une altéra-
tion de l'*essence* même de chaque plante, de sa nature propre, disons-le, de son idiosyncrasie ? Évidemment non : le sol, le climat, les agents physiques peuvent bien altérer la physionomie du végétal ; mais là se borne leur influence ; car ce végétal
n'est pas un corps inerte et passif ; c'est un être vi-
vant qui réagit contre l'action des forces brutes,
qui leur oppose sa force vitale, et meurt plutôt que
de cesser d'être lui-même. Sans doute, les formes
des plantes sont en harmonie avec le caractère des
régions : le même genre qui donne à nos climats
tempérés la Valériane officinale, à la tige droite et
herbacée, fournit aux régions basses et chaudes des
tropiques une espèce fruticuleuse et grimpante (*Valeriana scandens*), aux sommets glacés des Andes
des espèces dont les feuilles, toutes radicales, serrées

en rosette, flinéaires, entières, coriaces, glabres, luisantes, se confondraient presque avec celles des *Eryngium* (Ombellifères) et des *Eriocaulon* (Eriocaulées, Monocotylédones), qui végètent à côté d'elles. Mais, ces diversités d'*habitus* sont autant de masques sous lesquels perce la nature indélébile de chaque espèce, et, dans le cas mentionné, si la Valériane et l'*Eryngium* se *ressemblent* plus entre eux par l'aspect, qu'ils ne ressemblent respectivement à telle ou telle forme de leurs congénères, ils n'en conservent pas moins les traits caractéristiques de leur genre.

On le voit, la ressemblance de port entre des plantes de familles diverses ne réside qu'à la surface ; il est facile de prévoir, dès-lors, qu'elle n'entraîne pas avec elle l'analogie de propriétés. Sous ses formes les plus disparates, le genre *Valeriana* possède toujours dans ses racines le principe amer dont on connaît l'odeur caractéristique. Si diverses Cactées ressemblent aux Euphorbes aphylles, leur tige renferme un suc aqueux et insipide, celle des Euphorbes est gorgée d'un lait caustique et vénéneux : mêmes rapports dans l'apparence, mêmes différences dans les propriétés entre les Salicinées (*Populus*, *Salix*), amères et fébrifuges, et les Hippomanées (*Sapium*, *Stillingia*, *Omalanthus*, *Hippomane* (Mancenillier)), lactescentes, âcres et vénéneuses ; enfin, pour citer un dernier exemple, voici des *Croton*, des *Solanum*, des Malvacées, tous rap-

prochés par l'aspect: les premiers sont aromatiques
et stimulants ; les seconds vireux et narcotiques ;
les dernières mucilagineuses et émollientes.

Conclusion : *La simple ressemblance de formes entre
plantes hétérogènes, n'entraîne pas avec elle l'analogie
de propriétés.*

§ II. *Ressemblance entre les plantes, par les couleurs,
les odeurs et les saveurs.*

Si la ressemblance de formes entre plantes hétérogènes en traduit si peu fidèlement les propriétés,
devrait-on s'attendre à trouver à cet égard des
renseignements plus sûrs dans trois caractères va-
riables par excellence : la saveur, l'odeur et la couleur? La chose est pourtant vraie d'une manière
générale, et ces caractères, justement regardés
comme secondaires ou moins encore, dans le clas-
sement des plantes, deviennent parfois des signes
de première valeur dans la recherche de leurs
vertus.

Sur ce point, faute de pouvoir entrer dans de
longs détails, je citerai comme très-ingénieuses et
souvent très-justes (une large part faite aux exceptions), les idées exprimées, sous une forme apho-
ristique et trop absolue, par Linnæus, dans son
«*Philosophia botanica* (4)» ; idées reprises, para-
phrasées, çà et là même littéralement traduites
par M. Virey, dans son «*Histoire naturelle des mé-
dicaments.*»

Dans l'étude comparative des couleurs, odeurs
et saveurs, en tant que signes des vertus des plantes,
le fait le plus saillant est cette liaison évidente
qu'offrent parfois ces trois qualités, tel caractère
chez l'une entraînant chez les deux autres un caractère correspondant : la couleur luride, par
exemple, se liant à l'odeur vireuse ou fétide, au
goût âcre ou nauséeux, et l'ensemble des trois caractères indiquant presque généralement des effets
toxiques de nature variée, (*Atropa, Datura, Papa-
ver, Anagyris, Cannabis, Arum, Helleborus, Melian-
thus, etc.*).

Entre les colorations qui semblent être manifestement liées à une odeur spéciale, et même à des
propriétés toxiques, il faut citer en première ligne
celle où des teintes tranchantes, mêlées l'une à
l'autre, produisent l'effet désagréable et discordant
des bariolures de tant de reptiles : telles sont les
couleurs florales d'un grand nombre d'Asclépiadées,
(*Stapelia, Ceropegia, Brachystelma*), de plusieurs
Aristoloches (*Aristolochia gigas, grandiflora*), de
certaines Rafflésiacées (*Rafflesia, Sapria*), des spathes
de plusieurs Aroïdes (*Dracunculus, Amorphophallus*).
Toutes ces plantes, lors de la fécondation, exhalent
une odeur putride caractéristique, et telle, que les
mouches de la viande viennent pondre leurs œufs
sur ces fleurs, comme elles feraient dans une sub-
stance animale en putréfaction.

Ce n'est pas, du reste, exclusivement à ces mé-

langes de couleurs heurtées, que semble être liée
l'odeur stercoraire, putride ou cadavérique : elle
accompagne aussi certaines teintes uniformes ; mais,
dans tous les cas, ces dernières offrent je ne sais
quoi de sombre ou de livide, dont le l'œil est désa-
gréablement affecté. Ici, c'est le violet rougeâtre,
(spathe du *Dracunculus vulgaris*, divers *Stapelia*);
là, c'est le violet presque noir, (diverses Asclépiadées) ; ailleurs, le rouge brun ou le jaune sale
(*Aristolochiœ sp.*), ou le rouge de sang de certaines
Balanophorées (*Cynomorion, Helosis*) et du *Clathrus
cancellatus*.

Quoique l'on puisse d'une manière générale re-
garder comme suspectes les plantes douées de l'o-
deur vireuse ou stercoraire, et des couleurs dont
ces effluves s'accompagnent, il faudrait se garder
d'en conclure l'identité d'action de ces plantes sur
l'économie : le Pavot somnifère, la Belladone, les
Ciguës (*Cicuta virosa* et *Conium maculatum*), la
Laitue vireuse se ressemblent, il vrai, comme poi-
sons narcotiques; mais chacun de ces végétaux a,
comme médicament, son action spéciale et dis-
tincte, que la thérapeutique expérimentale peut
seule déterminer. Dans les Aristolochiées, les
Aroïdes, les Asclépiadées stercoraires, l'action mé-
dicinale de chaque espèce veut, à bien plus forte
raison, être distinguée.

Bien souvent, une même odeur se rencontre
chez des plantes très-éloignées par l'affinité, sans

qu'un rapport de couleur trahisse à l'œil cette analogie d'arôme : la gousse de l'ail est blanche, ses feuilles sont vertes, de même que celles de l'Alliaire (*Alliaria officinalis*), du *Petiveria alliacea*, des *Seguieria* (Phytolaccées): pourtant, les parties blanches comme les vertes, (et ce vert n'est pas d'une nuance uniforme chez les espèces énumérées), toutes ces parties, dis-je, possèdent l'odeur caractéristique de l'ail.

La même remarque pourrait s'étendre à d'autres odeurs bien connues. Celle du musc existe chez les familles les plus diverses, occupant soit la plante entière, soit tel ou tel des organes d'une espèce, sans être indiquée à l'œil par une couleur spéciale, (*Malva moschata, Geranium moschatum, Adoxa Moschatellina, Mimulus moschatus, Lagenaria vulgaris, Ajuga Iva, Allium moschatum, Abelmoschus*, etc.). Ainsi de l'odeur spermatique, aussi remarquable dans les châtons jaunes-blanchâtres du Châtaignier, que dans les fleurs jaunes de l'Épine-vinette (*Berberis vulgaris*) ; ainsi de l'odeur hircine, aussi forte dans les fleurs verdâtres de l'*Himantoglossum* (*Satyrium*) *hircinum*, que dans le feuillage vert de l'*Hypericum hircinum* ; de l'odeur de citron, également répandue dans l'écorce dorée du fruit du *Citrus*, dans les feuilles vertes de la Citronelle (*Melissa officinalis*) et du *Verbena triphylla*. Bref, les odeurs les mieux caractérisées se retrouvent souvent dans les plantes le plus évidemment disparates, tant par les affinités que par la forme et la couleur. L'étude des saveurs conduirait à des conclusions analogues, et pourtant on ne saurait nier l'importance de ces caractères comme moyens d'exploration des propriétés des des plantes.

En somme, dans la question que nous venons d'effleurer à peine, il y aurait bien des distinctions à faire avant de conclure rien de général, et les caractères dont il s'agit sont par eux-mêmes si difficiles à définir, que les recherches les plus assidues, entreprises sur une vaste échelle et suivant un plan bien déterminé, pourront seules substituer quelques généralisations positives, d'une part aux idées vagues et mal liées de l'empirisme, de l'autre aux aphorismes absolus d'un dogmatisme trop peu soucieux des faits de détail.

§ II. *Ressemblances entre les plantes et les animaux.*

C'est ici que l'imagination trouve la moisson la plus riche d'ingénieux rapprochements : la raison, plus sévère, verra même dans ces rapports de similitude d'un règne à l'autre, autre chose qu'un simple jeu de la nature. Si le bourdon, l'abeille, la guêpe semblent avoir posé pour servir de modèle à nos *Ophrys;* si l'*Oncidium Papilio* rivalise avec les brillants Lépidoptères des tropiques, on a pu, sans trop céder à la manie de deviner les causes finales, dire que la forme de ces fleurs sert les

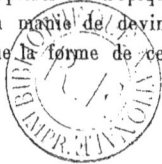

3

amours de la plante , en attirant l'insecte qui vient
en rapprocher les sexes. Mais , pour un de ces rapports plausiblement expliqués , combien d'autres
dont le *pourquoi* reste à l'état d'énigme indéchiffrée !
— Pourquoi la corolle de l'*Antirrhinum* a-t-elle sa
forme de mufle ? — Pourquoi celle des Calcéolaires
Van-Houtte, bariolée de couleurs tranchantes, rap-
pelle-t-elle l'abdomen renflé des Épéïres? — Pourquoi le *Phallus* semble-t-il une insulte vivante à la
pudeur? — Qui nous donnera la cause finale de
cette mimique bizarre dont j'ai signalé l'existence
dans la famille des Droséracées (5) ?

« C'est aux feuilles, » écrivais-je, « que les Droséracées doivent leur principal intérêt. Ces organes, soit par la mucosité de leurs poils, soit par
les mouvements plus ou moins rapides de leurs cils
ou de leur limbe entier, soit par ces deux causes réu-
nies, s'exercent . comme autant de pièges vivants,
à la capture des faibles habitants de l'air ; et, chose
curieuse! c'est aux classes aquatiques des Mollus-
ques et des Zoophytes qu'elles empruntent le modèle de leurs formes. Ici le *Drosera Zonaria* étale sur
le sable aride de l'Australie une rosette de
feuilles humides, qui, par leur forme en fer de
hache et les bandes concentriques de leurs poils vis-
queux, rappellent ces bouquets de *Zonaires* que le
flot dépose sur nos plages ; là, le *Drosera binata*
déroule ses longues feuilles, une ou deux fois bi-
furquées comme les frondes de certains *Fucus :*

d'autres espèces, toutes australiennes, portent le long d'une tige grêle, luisante, et pareille aux rameaux de quelques *Gorgones*, des feuilles en forme de disque concave, dont les cils, d'abord étalés en auréole, enlacent l'insecte qui les irrite, et convergent en se recourbant sur la face creuse du limbe, à peu près comme les bras du Polype sur l'orifice de la bourse qui forme son corps entier. La plus noble de toutes les Droséracées, le *Roridula Gorgonias*, étale, à l'extrémité de ses branches ligneuses, des bouquets de feuilles qui se tordent comme autant de couleuvres, rappelant par leurs formes, comme par les glandes sessiles qui les recouvrent, les bras de l'Argonaute armés de leurs tubercules préhensiles. Enfin, qui ne voudra reconnaître l'imitation bizarre d'une coquille bivalve, dans ces feuilles de la Dionée, dont les deux lobes, armés de cils raides, jouant sur la nervure médiane comme sur une charnière, s'appliquent brusquement l'un contre l'autre, dès que le plus léger contact irrite un des poils à peine visibles dont leur surface est clair-semée?»

Et ces ressemblances, si bizarres, si incroyables qu'elles paraissent, n'en sont pas moins avérées. Qui ne sait d'ailleurs avec quelle rare précision les formes-types des Champignons, des Lichens, des Algues sont reproduites en pierre par ces Polypiers madréporiques, dont les produits ont si longtemps passé pour des lithophytes, des espèces de pierres végétantes?

Les ressemblances que je viens de signaler seraient-elles l'indice d'un rapport de propriétés entre les êtres qu'elles rapprochent ? Aucune expérience positive ne m'autorise à trancher affirmativement la question ; mais le fait suivant plaide peut-être contre une négation trop absolue.

Le *Prenanthes viminea*, chicoracée très-abondante dans nos garrigues, est remarquable par ses rameaux d'un blanc d'ivoire, sur lesquels les portions décurrentes de ses petites feuilles charnues se détachent nettement comme autant de chenilles vertes. La similitude entre la feuille et l'insecte ne saurait être plus frappante ; mais elle ne s'arrête pas à la forme. Touchez du doigt cette feuille-larve, vous la verrez faire suinter de son corps des gouttelettes d'un suc laiteux (6), comme font, en pareil cas, certaines chenilles, notamment diverses larves de Tenthrèdes. Le suc exsudé par ces larves possède une odeur désagréable et probablement une certaine âcreté ; on connaît, d'autre part, l'odeur vireuse et les propriétés narcotico-âcres du lait des Chicoracées sauvages. Ne serait-il pas curieux d'examiner d'une manière comparative l'effet des deux matières sur l'économie animale ? Quel que fût, du reste, le résultat de cette recherche, il ne pourrait faire prendre au sérieux les singulières élucubrations dont je vais tracer brièvement le tableau.

Vers la fin du XVIe siècle, alors que les extravagances de Paracelse avaient eu le temps de porter

leurs fruits, l'imagination brillante mais déréglée
d'un napolitain créa le système de la *Phytognomo-
nique*, nommé plus tard *Théorie des signatures*. Deviner, par la seule inspection des formes ou des
couleurs des plantes, leurs vertus secrètes pour la
guérison des maladies, tel fut le but et la prétention
de la théorie nouvelle. Dire que les plantes *signées*
guérissent les affections de l'organe du corps humain
dont elles portent le *signe* ou la ressemblance, voilà
peut-être la moins absurde des assertions que Jean-
Baptiste Porta (7) prononce d'un ton d'oracle, en
défiant l'observation et l'expérience, et mettant, du
reste, beaucoup d'esprit au service d'une cause folle.
Veut-on des exemples? en voici: Les fleurs dites
radiées (Marguerite, Camomille) rappellent vague-
ment la forme de l'œil, donc elles sont bonnes pour
les yeux. Les bulbes palmés de certaines Orchidées,
les épis digités du Chiendent (*Cynodon, Dactylon*)
ont quelque rapport avec la main et le pied; Dieu
les créa pour la consolation des goutteux. Le fruit
du citron ressemble au cœur; *ergo* c'est un spécifique
contre les palpitations. La feuille de la Pulmonaire
est maculée comme les poumons; elle combattra
l'asthme et l'hémoptysie. Pour les maladies de vessie
rien n'égale les plantes à fruit ou calice vésiqueux
(*Colutea, Cardiospermum, Alkekenge*). Vénus déserte
votre lit, les Orchis aux tubercules didymes vont
l'y ramener. Et de peur que vous ne croyez pas aux
ressemblances sur lesquelles se fondent ces vertus,

l'auteur a soin de mettre en regard la figure du re-
mède et celle de l'organe à guérir : sous le Citron,
vous voyez un cœur ; sous des fleurs radiées (*Inula,
Anthemis*), un œil ; sous la Pulmonaire, des poumons ; entre la spathe de l'*Arum*, la gousse de l'Ail,
la Noix ordinaire et celle du Cocotier, un fœtus
humain dans ses enveloppes utérines.

Ce n'est pas tout : quand la voie directe ne suffit
pas, on en prend une indirecte pour expliquer
par la *signature* la vertu des plantes. Employez har-
diment comme spécifique contre le venin des animaux, les plantes qui portent quelque *signe* vague de
l'animal en question. Diverses Aroïdes (*Arum maculatum, italicum, Dracunculus*) ont leurs feuilles ou
leurs tiges maculées comme le corps des serpents :
preuve de leur puissance contre le virus des reptiles.
Refuserez-vous ces vertus alexitères à la Bistorte
(*Polygonum Bistorta*) , au Bon Henri (*Chenopodium
Bonus Henricus*), à la Scorzonère, au *Plantago ser-
pentina?* Leurs racines, tordues comme des couleuvres, sont pourtant un *signe* bien clair de leurs
effets.

Des tours d'esprit de cette force (et nous en pas-
sons bien d'autres) , rappellent, il faut l'avouer,
les rêves d'un cerveau malade ; ils trouvèrent pourtant plus que des admirateurs. Les Paracelsistes
entèrent sur cette idée première des surcharges qui
n'ont pas même l'excuse d'être ingénieuses, et dont
on ne se sent pas le courage de démêler le fatras :

citons Crollius comme le type de ces abstracteurs de
quintessence, vrais Don Quichottes en bonnet carré,
qui débitent dans un jargon pédantesque les *mer-*
veilleux secrets de la chymie, de l'astrologie, de la
signature, du microcosme et du macrocosme, et
autres semblables charlataneries (8).

Cependant, si Porta compta des adeptes, il eut
aussi ses réfutateurs : témoin les lignes empruntées
à un auteur trop oublié ou connu seulement comme
l'obscur fondateur du Jardin des Plantes de Paris :
je veux parler de Guy de la Brosse, esprit éminem-
ment original, qui fait le procès des signaturistes
avec tout le sel du bon vieux style gaulois (9).

Aujourd'hui, la théorie des signatures n'a plus
de place que dans l'histoire des travers de l'esprit
humain. Mais en confirmant, quant aux prétentions
et aux bases du système, ce jugement du sens commun, Haller et Adanson ont fait à l'œuvre de Porta
l'honneur de l'appeler ingénieuse : faut-il ajouter
que l'esprit y tient la place de la raison ?

CHAPITRE II.

ANALOGIE — SES RAPPORTS AVEC SES PROPRIÉTÉS.

Toute *coïncidence de structure entre des plantes de*
familles différentes constitue, ai-je dit en commen-
çant, un rapport d'*analogie.*

L'analogie s'établit entre des organes similaires,
les seuls qui puissent être comparés entre eux ; et,

comme tous les organes du végétal se divisent en
végétatifs et reproducteurs, nous aurons deux or-
dres d'analogie correspondant aux deux systèmes
d'organes. Cette distinction est d'autant plus im-
portante à faire, que presque jamais l'analogie entre
les organes d'un système ne s'accompagne d'analogie entre des organes de l'autre ; une double coïncidence par ces deux points amenant le plus souvent
une véritable affinité.

Je vais donc consacrer à chacun de ces deux or-
dres d'analogie, un paragraphe spécial.

§ 1. *Analogie entre les organes végétatifs.*

Ici, je devrais établir autant d'espèces d'analogies qu'il me paraît exister, dans le système en
question, d'organes élémentaires, simples ou com-
posés : un pareil programme embrassant toute l'anatomie des organes végétatifs, on sent bien que je
n'ai ni la prétention, ni la possibilité matérielle de
le remplir dans ses détails. D'ailleurs, les résultats
de cette étude, en tant qu'ils touchent à mon sujet,
peuvent se résumer dans cette conclusion négative :
*Les analogies isolées d'organe à organe ne paraissent,
en aucun cas, indiquer entre les plantes une analogie
correspondante de propriétés.*

Mais ce n'est pas seulement la comparaison entre
des organes isolés qui peut dévoiler d'importantes
analogies de structure. Il est des modifications similaires qu'entraîne, chez des plantes hétérogènes,

la similitude de conditions d'existence ; non pas
que cette conformité d'organisation *dérive* de l'uniformité d'influences exercées par les agents exté-
rieurs ; mais parce qu'une sorte d'*harmonie prééta-*
blie fait correspondre à la similitude de besoins la
similitude d'organisation : par exemple, toutes les
plantes parasites étant destinées à se nourrir aux
dépens d'autres végétaux , ont reçu en commun
certains attributs d'organisation , par lesquels elles
se rapprochent plus les unes des autres, en tant que
parasites, qu'elles ne font des genres ou des espèces
non parasitiques de leurs familles respectives.

Entre les conditions spéciales d'existence aux-
quelles paraissent *souvent* correspondre des conditions spéciales d'organisation , je crois, dans l'état
actuel de nos connaissances, pouvoir admettre les
cinq qui suivent :

1° Le parasitisme ;

2° Le faux parasitisme ou épiphytisme ;

3° L'état de plante grasse ;

4° L'état de liane ;

5° L'état de plante aquatique , que je proposerais
de nommer *hydrophytisme* , s'il n'y avait quelque
danger à créer un nom spécial pour un état de végétation trop peu nettement déterminable , et qu'il
faudra nécessairement subdiviser en plusieurs autres.
La même remarque s'adresse aux trois sections
précédentes, à la troisième surtout , dont les limites
ne sauraient être définies, et que j'admets seulement

4

pour attirer l'attention des observateurs sur l'étude comparée des plantes qu'elle renferme.

Ces réserves faites, il me resterait à montrer par quels points communs d'organisation semblent s'allier les plantes hétérogènes de chacun des cinq groupes mentionnés. Mais, il faut le dire, les données que l'on possède à cet égard, suffisantes pour faire *entrevoir* l'existence de traits communs, sont trop incomplètes, trop éparses, trop contradictoires même, pour que leur réduction en formules générales ne fût au moins prématurée. Se hâter de conclure, en pareil cas, est s'exposer à mal conclure, et j'aimerais encore mieux proposer des noms pour des groupes imparfaitement définis, que d'encourir le grave reproche de créer, en faveur des noms, des distinctions fausses ou trop absolues.

Voyons, du reste, dans quelles limites ces restrictions générales sont applicables en particulier à chacune des cinq divisions établies.

§ *A.*—PARASITISME.

Une classification naturelle des végétaux parasites, d'après le mode de parasitisme, est encore inexécutable : d'autre part, la classification de ces plantes en parasites vertes et parasites non vertes est bien manifestement artificielle ; celle qui les distribuerait, suivant l'organe du végétal qu'elles occupent, en *rhizophages*, *caulophages*, *phyllophages*, etc., ne violerait pas moins peut-être leurs rapports les plus

évidents, soit d'affinité, soit de structure; de sorte
que, sans devancer la solution possible de la question, je vais simplement énumérer les principaux
genres parasitiques, sous le titre même de leurs
familles respectives, en y joignant l'indication suc-
cincte de leurs caractères saillants et de leurs propriétés.

OROBANCHÉES (*Lathræa*, *Clandestina*, *Orobanche*,
etc.) : plantes rhizophages, jamais vertes, squamifères, quelques-unes noircissant par la dessiccation.
Couleur et odeur florales souvent agréables. Pas
d'étui ni de rayons médullaires (*Clandestina*, *Lathræa*,
Orobanche).

Corps papilliformes *sui generis* (pneumatiques?)
dans l'intérieur des lacunes aériennes. Pas de trachées déroulables.

Propriétés. Peu connues: les *Orobanche major*
et *Epithymum* sont astringentes et toniques.

RHINANTHACÉES (*Melampyrum*, *Alectorophorus*,
Pedicularis, *Bartsia*, *Striga*, *Buchnera*, etc.) : plantes rhizophages, toujours vertes, feuillées, noircissant toutes par la dessiccation. Couleur et odeur
florales souvent agréables. Pas d'étui ni de rayons
médullaires.

Propriétés : peu connues; les *Pedicularis* sont
âcres; cependant les chèvres les mangent, comme
les vaches font du *Melampyrum pratense*. L'*Euphrasia
officinalis*, indiquée comme légèrement amère et

aromatique, a été vantée contre les inflammations chroniques des yeux.

Santalacées (*Thesium*) : plantes rhizophages, toujours vertes, feuillées, conservant la plupart leur couleur verte en se desséchant, (certaines espèces du cap de Bonne-Espérance deviennent noires). Pas de couleur livide ni d'odeur stercoraire.

Propriétés. Peu connues : suivant De Candolle, les *Thesium* seraient inodores et légèrement astringents.

Monotropées (*Monotropa* , *Hypopytis*, *Pterosphora*, etc.) : plantes rhizophages, jamais vertes, squamifères, brunissant par la dessiccation. Odeur florale généralement agréable.

Corps papilleux *sui generis* (pareils à ceux des Orobanchées), dans les lacunes aériennes.

Propriétés. Peu connues : d'après Lindley (*Vegetab. Kingdom*. p. 452), le *Monotropa Hypopytis* est administré en poudre aux brebis dans les cas de toux, et les Indiens de l'Amérique du Nord emploient le *Pterosphora andromedea* comme anthelminthique et diaphorétique.

Orchidées (*Limodorum abortivum; Neottia Nidus-avis*) : plantes rhizophages, jamais vertes, squamifères, brunissant par la dessiccation. — Odeur florale non putride.

Propriétés : peu connues.

BURMANNIACÉES (*Burmanniæ sp.*) : plante rhizophage, non verte. — Odeur?...

Propriétés : inconnues.

THISMIÉES (*Thismia*) : plante rhizophage, non-verte, squamifère. — Odeur....

Propriétés : inconnues.

CYTINÉES (*Cytinus*) : plantes rhizophages, non vertes, squamifères. — Odeur non putride.

Propriétés : astringence très prononcée.

HYDNORÉES (*Hydnora*) : plante rhizophage, non verte, aphylle. — Odeur putride.

Propriétés : peu connues ; les indigènes du Cap de Bonne-Espérance font rôtir la plante et la mangent.

RAFFLÉSIACÉES (*Rafflesia, Brugmansia, Sapria, Apodanthes, Pilostyles*) : plantes rhizophages, (Rafflésiacées proprement dites) ou caulophages, (Apodanthées), jamais vertes, squamifères. — Fleurs bariolées de teintes heurtées, exhalant une odeur putride. — Pas de trachées déroulables.

Propriétés : fortement styptiques (*Rafflesia Patma*) : on emploie cette dernière plante dans les cas de relâchement ou de débilité de l'appareil génito-urinaire.

BALANOPHORÉES (*Cynomorion, Balanophora, Helosis, Ombrophytum*, etc.) : plantes rhizophages, fungoïdes, jamais vertes. — Couleurs généralement désagréables ; odeur presque toujours putride. — Pas de trachées déroulables.

Propriétés : styptiques.

TRIURIDÉES (*Triuris , Peltophyllum*....) : plantes rhizophages , jamais vertes. — Odeur...

Propriétés : inconnues.

POLYGALÉES (*Salomoniœ sp.*, Griffith) : plante rhizophage, non verte, squamifère. — Odeur...

Propriétés : inconnues.

CONVOLVULACÉES (*Cuscuta*) : plantes caulophages , jamais vertes, squamifères. — Odeur non putride.

Propriétés : légèrement âcres et purgatives.

LAURINÉES (*Cassytha*) : plantes caulophages , jamais vertes, squamifères. — Odeur.

Propriétés : inconnues.

LORANTHACÉES (*Viscum, Arceutholobium, Loranthus, Myzodendron,* etc.) : plantes caulophages , vertes (*Visci sp., Loranthi sp.*), ou non vertes (*Arceutholobium ; Visci sp., Myzodendron punctulatum*), feuillées ou squamifères. —Odeur...—Pas de trachées déroulables.

Propriétés : l'écorce du Gui de chêne est astringente, et cette même propriété paraît se retrouver dans le reste de la famille.

Les détails qui précèdent sont, je le sais, bien décousus et bien arides ; je regretterais plus encore de les avoir infligés au lecteur, s'il n'en découlait au moins quelques conséquences générales.

Il s'agissait de mettre en relief une certaine analogie vague, mais pourtant réelle, entre les plantes parasites recrutées dans les familles les plus distantes. Cette connexion nous l'avons vue s'établir : 1° entre la plupart de ces plantes, par l'absence de couleur verte, de trachées déroulables, d'étui et de rayons médullaires ; 2° entre les *Monotropa* d'une part et les Orobanchées de l'autre , par la présence d'un organe *sui generis* qui fait propablement partie de l'appareil respiratoire, et qu'on retrouvera peut-être chez d'autres plantes parasites dépourvues de couleur verte (10).

Quant à la question de propriétés , elle est et doit rester pendante jusqu'à plus ample information. Constatons seulement que, sur neuf familles dont les propriétés sont un peu connues , les cinq exclusivement parasitiques se distinguent par leur astringence ; deux autres, au contraire (Rhinanthacées et Convolvulacées), offriraient , dans ceux de leurs genres qui sont parasites, l'âcreté des genres qui n'ont pas ce mode spécial de végétation.

§ B.—ÉPIPHYTISME.

Le parasitisme est chez les plantes qui le présentent, une condition d'existence absolue et nécessaire ; à ce titre , il suppose dans les fonctions et dans l'organisme , des particularités bien dessinées. L'épiphytisme, au contraire, n'est qu'un accident dans la vie de beaucoup d'espèces ; il ne constitue pour aucune une indispensable nécessité. Les Orchidées épiphytes végètent très-bien dans un sol adapté à leur nature : les mêmes *Rhododendron*, qui, dans les forêts humides de Bornéo , se balancent aux cîmes des grands arbres , trouvent sur des rochers tapissés de mousse tous les éléments de leur croissance. Aussine doit-on attendre, dans l'organisme de ces plantes aériennes, aucune déviation profonde et radicale à la structure normale et typique de leurs familles respectives. Et pourtant, si variées qu'elles soient et par les affinités et par les *formes* , les espèces habituellement épiphytes ont en commun une conformité de texture , qui leur donne à toutes une certaine *similarité* dont je ferais une simple ressemblance , si elle n'exigeait pour être saisie l'œil et le tact exercés du botaniste.

Réduites à puiser dans les vapeurs athmosphériques l'élément principal de leur subsistance , les épiphytes doivent, comme les plantes grasses, contenir dans leur tissu même une provision de sucs aqueux , capable de fournir à leurs besoins , dans le cas de sécheresse. De là résultent, comme signes ordinaires de l'épiphytisme : la turgescence des tissus, l'épaisseur du parenchyme, l'immersion des veines , souvent même la diminution comparative des stomates, c'est-à-dire des bouches exhalantes, et, par suite, l'intensité plus qu'ordinaire de la couleur verte chez les feuilles. C'est par ces traits (plus ou moins marqués) que s'établit l'analogie entre des plantes très disparates d'ailleurs, comme le prouve la liste des principales familles qui les fournissent :

Orchidées (*Epidendrum*, *Vanda*, *Oncidium*, etc., etc).

Aroïdes (*Pothos*, *Anthurium*, *Philodendron*, etc).

Broméliacées (*Gusmannia*, *Tillandsia*, etc).

Asclépiadées (*Hoyæ sp.*, *Dischidiæ sp*).

Rubiacées (*Hillia*, *Psychotriæ sp*).

Rhodoracées (*Rhododendron Dalhousiæ*, *Broo-keanum*, etc).

Vacciniées (*Sphyrospermum*, *Thibaudiæ sp.*, etc).

Araliacées (*Arthrophyllum sp*).

Mélastomées (*Medinillæ sp*).

Gesnériacées (*Nematanthus*, *Columnea*, etc).

Rousséacées (*Roussæa*).

Ampélidées (*Cissi sp.*).

Faut-il ajouter que, en revètant les insignes propres à ce mode similaire de végétation, les plantes énumérées gardent chacune, avec leur nature spéciale, les traits essentiels de leurs alliées naturelles, *et n'offrent, par conséquent, rien d'uniforme dans leur action thérapeutique?*

§ C. — ÉTAT DE PLANTE GRASSE.

Les plantes grasses , non plus que les épiphytes, ne forment un groupe nettement déterminé. Quelles limites donner au caractère de la succulence, si tant est qu'une variation en plus ou en moins dans la quantité de sucs mérite le titre de caractère, et puisse

5

établir un rapport d'analogie entre des plantes aussi
hétérogènes par leur nature, qu'elles le sont par leurs
vertus médicales? Près des Cactées (*Cereus, Melo-
cactus*, *Opuntia*, etc.) aux sucs insipides, voici les
Euphorbes aphylles, (*Euphorbia antiquorum*, *cana-
riensis*, etc.), au lait âcre et vénéneux; à côté du
fade Pourpier (*Portulaca oleracea*), figurent l'Orpin
(*Sedum acre*) mordicant, les Salicors (*Salicornia*)
imprégnés de sel marin. Découvrirait-on quelque
lien réel de structure entre ces plantes, ce serait
une preuve nouvelle que l'analogie des vertus n'est
pas la conséquence naturelle de la simple *analogie*
d'organisation.

§ *D*. — ÉTAT DE LIANE.

En comprenant sous la dénomination de Lianes
les plantes herbacées ou ligneuses qui, trop faibles
pour se soutenir elles-mêmes, cherchent un appui
sur les corps voisins, on pourrait les ranger en sept
catégories assez naturelles :

A.—Lianes volubiles : Convolvulacées (*Convolvulus, Ipomœa*, etc.); Caprifoliacées (*Loniceræ sp.*);
Urticées (*Humulus*); Légumineuses (*Phaseolus*) ;
Solanées, (*Solanum Dulcamara*); Asclépiadées (*Cy-
nanchum*, etc.); Apocynées (*Echites*); etc., etc.

B.—Lianes à vrilles en hélice : Cucurbitacées
(*Bryonia, Lagenaria*, etc.); Passiflorées (*Passiflora
Modecca*); Ampelidées (*Vitis, Cissus*, etc.); Bigno-
niacées (*Bignonia, Tourretia*, etc.); Légumineuses

(*Vicia, Lathyrus*, etc.) ; Polémoniacées (*Cobœa*);
Smilacinées (*Smilax*); Népenthées (*Nepenthes*), etc.

C.—Lianes à crochets ou à vrilles en ressort de
montre : Anonacées (*Artabotrys*); Linées (*Hugonia*);
Ancistrocladées (*Ancistrocladus*); Apocynées-Strych-
nées (*Strychnos sp.*); Sapindacées (*Serjania, etc.*);
Rubiacées (*Uncaria*).

D.—Lianes à crampons : Araliacées (*Hedera,
Helix*) ; Bignoniacées (*Tecoma radicans*); Urticées-
Artocarpées (*Ficus sp.*); Marcgraviacées (*Marc-
gravia*).

E.—Lianes radicantes : Guttifères (*Clusiœ sp.*) ;
Urticées-Artocarpées (*Ficus sp.*); Aroïdes (*Philodendron, Pothos*, etc.); etc.

F. Lianes sarmenteuses, armées d'aiguillons qui
servent plus ou moins à les soutenir ; Rosacées
(*Rosa sempervirens, Banksiana, Rubi sp.*); Zan-
thoxylées (*Vepris, Toddalia, Zanthoxyli sp.*)

G. Lianes sarmenteuses, grimpantes, non volubiles, privées d'instruments préhenseurs: Malpighia-
cées (*Banisteria, Ryssopteris, Stigmaphyllum, etc.*);
Polygalées (*Securidaca*); Hippocrateacées (*Hip-
pocratea*); Connaracées (*Connaropsis*); Combré-
tacées (*Poivrea, Cacoucia, Combretum, Quisqua-
lis, etc.*); Verbénacées (*Clerodendron*); Nycta-
ginées (*Buginvillea*); Composées (*Vernoniœ sp.*).

Le seul trait qui soit vraiment commun aux
lianes, c'est de s'élever en grimpant. D'ailleurs,
aux noms seuls des familles dans lesquelles elles se

recrutent, on devine qu'il ne saurait exister entre elles aucune uniformité de vertus. Quel rapport pourrait-on saisir entre les *Zanthoxylon*, les *Toddalia*, aux cryptes vésiculeux remplis d'une essence aromatique et stimulante ; les *Clusia*, les *Convolvulus*, aux résines purgatives ; les *Smilax*, la Douce-amère, aux sucs gommeux et sudorifiques ; les Aroïdes à la sève aqueuse, âcre et vésicante ? Et cette diversité de vertus est d'autant plus curieuse à noter, que, des lianes éloignées par leurs caractères de famille offrent, à l'égard de la structure et des formes, les coïncidences les plus imprévues.

Citons seulement les faits suivants :

Parmi les lianes à crampons figurent le Lierre, les *Marcgravia*, le *Ficus repens* ; rien de plus distinct que ces végétaux, quant à leurs traits de famille ; mais les trois s'accordent par un remarquable caractère : ils ont deux sortes de rameaux ; ceux-ci stériles, fixés à l'appui qui soutient la plante ; ceux-là fertiles, libres de toute adhérence et distingués des premiers par la forme et le développement de leurs feuilles.

Autre exemple. On connaît sous le nom de *phyllopode* un renflement particulier qu'offrent à leur base certains pétioles, et qui, du reste, semble être plutôt une protubérance du rameau qu'une portion du pétiole lui-même. Où voit-on cette protubérance assez clairement dessinée pour mériter d'être décrite ? Presque nulle part dans les végétaux non

grimpants ; presque partout chez les lianes à tige
ligneuse. Sa présence dans ces végétaux à port spécial s'explique d'ailleurs par une *cause finale* assez
évidente; car la torsion du pétiole, caractère sinon
général, du moins très-fréquent chez les lianes, se
fait juste au sommet du *phyllopode*, et ces portions
pétiolaires, souvent dures, ligneuses et spiniformes,
agissent pour soutenir le rameau comme feraient de
véritables crochets (*Combreti sp.*, *Poivreæ sp.*, *Cle-
rodendri sp.*, *Vernoniæ sp.*, etc.)

Reste à signaler un dernier trait d'union entre les
plantes hétérogènes, le plus curieux peut-être de ces
liens indirects d'*analogie*, qui s'entre-croisent, sans
se confondre, avec les liens directs de l'affinité. Je
veux parler des singulières anomalies que présentent,
eu égard à la structure habituelle des végétaux exo-
gènes, les tiges ligneuses de certaines lianes tropi-
cales. Les détails que je pourrais citer aboutiraient
tous à ce résultat : que, sur ce point comme sur
bien d'autres, *l'analogie de structure n'entraîne pas
celle de propriétés.*

§ E. — *État de plante aquatique.*

Une station aussi spéciale que celle *des eaux*,
comparée aux stations terrestre ou épiphytique,
réclamait dans l'organisation des végétaux certaines conditions *sui generis*. Aussi, reconnaît-on chez
les plantes dites aquatiques (quelle que soit la nature
du liquide), des traits évidemment caractéristiques

de leur commune manière de vivre, signes de la
similarité d'organisation que leur impose une similarité de besoins. Une division naturelle de ces
plantes, non d'après les affinités, mais suivant
leurs rapports d'*habitudes*, (plantes flottantes, na-
geantes, submergées, émergées, etc.), dévoilerait
dans les détails de leur structure mille connexions
ignorées. En montrant comme un trait à peu près
commun à toutes l'existence de lacunes aériennes,
cette étude nous révèlerait entre les diverses *Hydro-
phytes* des analogies et des contrastes également inat-
tendus, quant au siége, au volume, au nombre, à la
disposition, aux rapports réciproques de ces cavités
pneumatiques, et, en général, des organes qui con-
courent à la fonction respiratoire. Nous verrions les
singuliers corps étoilés que j'ai nommés *pneuma-
tocystes* (cellules à gaz), se retrouver avec des caractères presque identiques, d'une part chez les
Nymphœa, de l'autre chez les Ményanthées (*Villarsia, Menyanthes*), plantes que rapprochent le mode
de vie et l'habitus, malgré l'immense intervalle que
placent entre elles leurs caractères floraux et carpi-
ques (11).

Je ne saurais, sans me perdre dans les détails,
traiter, comme il le mérite, ce côté botanique de
ma question. Arrivons à son côté médical.

Les végétaux aquatiques auraient-ils, à ce titre
seul, quelque rapport de propriétés ? L'analogie de
vertus répondrait-elle chez eux à l'analogie de structure ?

A cet égard, la négative ou l'affirmative absolues seraient également exagérées : d'une part, en effet, l'expérience nous montre chez les végétaux d'un même fossé, d'un même ruisseau, la plus flagrante diversité de vertus. A côté du *Ranunculus sceleratus,* dont le nom seul trahit les effets, végète l'utile Cresson de fontaine (*Nasturtium officinale*) ; près de la Gratiole, de la *Scrophularia aquatica,* herbes amères et cathartiques, poussent la Ciguë (*Cicuta virosa*), le *Phellandrium aquaticum,* l'*OEnanthe Crocata,* plantes vireuses par excellence ; une même vase, un même liquide nourrissent les Menthes d'eau (*Mentha aquatica, cervina,* etc.), aromatiques et stimulantes, la *Potentilla anserina,* amère, astringente et fébrifuge ; or, dans tous ces cas, l'analogie de structure étant très-vague, ce n'est pas elle, mais bien l'affinité, qui détermine les propriétés respectives de chaque plante : le Cresson, par exemple, a les vertus anti-scorbutiques des Crucifères ; les Menthes sont aromatiques à titre de Labiées ; la Potentille astringente en qualité de Rosacée ; en un mot, chaque espèce conserve, quoique plante d'eau, la propriété prédominante des espèces terrestres de son genre ou de sa famille.

D'autre part, en embrassant d'un coup-d'œil l'ensemble des plantes aquatiques, on est frappé de rencontrer dans leur nombre assez d'espèces âcres à divers degrés, depuis le Cresson, à saveur piquante, jusqu'au *Ranunculus sceleratus,* si redoutable par sa causticité corrosive (*Apium graveolens*, *Polygonum Hydropiper*, *Elatine Hydropiper*, *Nymphæa alba*, *Alisma Plantago*, *Butomus umbellatus*, *Calla palustris*, *Drosera*, *Pinguicula*, etc.). Mais, tout en notant ce fait à titre de renseignement, il faudrait se garder d'en exagérer l'importance, alors que des qualités disparates se rencontrent chez les plantes communes de nos eaux ; quand on voit d'ailleurs le *Polygonum amphibium* se distinguer, par son insapidité, du *Polygonum Hydropiper*, qui mérite bien moins que lui le titre de plante aquatique.

Dans les cas, du reste, où l'analogie de structure entre plantes aquatiques hétérogènes est nettement dessinée, peut-être découvrira-t-on une certaine analogie correspondante dans leurs vertus. Cette idée que je présente avec réserve m'est suggérée par la double comparaison des Nymphéacées avec les Ményanthées, et des Utriculariées avec les Droséracées.

§ II. — *Analogie entre les organes reproducteurs.*

Dans chaque association naturelle de végétaux, il y a deux sortes de caractères : les uns communs à toutes les espèces du groupe, ce sont les caractères essentiels ; les autres qui distinguent les genres dans la famille ou les espèces dans le genre, ce sont les caractères différentiels. La valeur de ces caractères est loin d'être égale, les premiers représentant ce qu'il y a de plus constant, de plus général chez le groupe; les seconds reposant sur des variations secondaires dans la disposition, le nombre, le volume, la forme, la couleur des organes. Or, les familles naturelles étant données, leurs différences étant bien établies, on conçoit que la nature, travaillant sur ces *étoffes* diverses, les ait façonnées parfois d'après des patrons à peu près semblables ; de telle sorte que des genres très-éloignés au fond, soient en apparence construits sur le même modèle. Ainsi les fleurs d'*Alisma* (Monocotylédonées) rappellent par divers points de leur structure celles des *Ranunculus :* ainsi, ces mêmes fleurs de Renoncule, comparées aux fleurs des Potentilles (Rosacées), leur ressemblent plus par la forme, leur sont plus *analogues* par le nombre et la disposition relative des parties, qu'elles ne se rapprochent sous ces deux rapports des fleurs d'autres Renonculacées (*Actæa, Helleborus*). Il y a plus : on peut trouver dans une famille deux genres ou deux sous-ordres qui soient,l'un par rapport à l'autre, ce que sont entre eux deux genres ou deux sous-ordres d'une autre famille. Exemple : Quant au nombre de pétales, la Radiole est aux Lins ce que les *Tormentilla* sont aux Potentilles, ce que le *Centunculus* est aux Mourons *(Anagallis) ;* quant aux fruits, les Potentillées sont aux Spiréacées, ce que sont aux Renonculées les Helléborées.

Ces rapprochements indirects entre des végétaux hétérogènes constituent, selon notre première dé-

finition, de simples analogies, et quoique leur
étude regarde avant tout la morphologie, elle n'in-
téresse pas moins la botanique médicale ; car, si
l'affinité dévoile presque toujours les vertus des
plantes, l'analogie et la ressemblance sont des gui-
des infidèles dont il faut étudier les artifices, afin
de pouvoir les déjouer.

—

Pour remplir entièrement le cadre que je m'étais
tracé, je devrais étudier l'affinité et l'identité dans
leurs rapports avec les propriétés médicales. Forcé
par des circonstances impérieuses d'ajourner cette
partie de ma tâche, je m'en console, en songeant
que, dans un sujet aussi difficile, les journées de
réflexion se comptent par des vérités acquises et
des erreurs évitées.

Vu bon à imprimer.

Le Président-Censeur,

BÉRARD.

NOTES.

(1) *Amœn. academ*, t. I, p. 427 ; et *Philos. bot.* Viennæ aust., ann. 1763, p. 282.

(2) La châtaigne est le *fruit* et non la *graine* du Châtaignier.

(3) Linnæus a dit, il y a longtemps , avec cette vivacité d'expression qui le distingue entre tous les autres naturalistes : «*Primo intuitu distinguit sæpius exercitatus Botanicus plantas* AFRICÆ , ASIÆ , AMERICÆ, ALPIUMQUE, *sed non facile diceret ipse , ex qua nota. Nescio quæ facies* torva , sicca, obscura , AFRIS : *quæ* superba, exaltata ASIATICIS : *quæ* læta , glabra AMERICANIS : *quæ* coarctata , indurata ALPINIS. » *Philos. bot.*, pag. 122. (Edit. Vienn. aust. 1763.)

(4) QUALITATES plantarum , in quibus vires subsistunt, indicat *Sapor, Odor, Color.*

Sensus externi sunt instrumenta naturalia, quibus explorantur plantarum qualitates.

Insipida et inodora vim medicam vix exercent.

Sapidissimæ et odoratissimæ vero semper maximam vim possident.

Destructo sapore et odore in plantis etiam vis castratur, ut in Fæculis et Magisteriis *Gallæ, Ari , Jatrophæ , Elaterii.*

Sapidæ et suaveolentes bonæ sunt ; *Nauseosæ* et *graveolentes* venenatæ sunt.

Notiones hæ sensibus omnium animalium inscriptæ sunt secundum texturam cujuscumque corporis.

Graveolentes malæ sunt : *Fungi, Cotula, Sambucus, Actæa, Aconitum, Helleborus, Veratrum , Asarum, Anagyris, Solanum, Datura,*

Nicotiana, Hyoscyamus, Tagetes, Cassia, Stachys, Doronicum, Colo-cynthis. Coriandrum, Buxus, Cynoglossum, Juglans, Opium.

. . . .

. . . . , ...

Ambrosiaca sunt analeptica, *Fragrantia* orgastica, *Aromatica* excitantia, *Tetra* stupefacientia; *Nauseosa* corrosiva.

Ambrosiaca agunt uti *Ambra, Moschus, Zibethum.*

Asperula, Abelmosch, Geranium moschatum, Malva moschata, Milium, Aira.

FRAGRANTIA gratissimo odore sese commendant.

Flores *Croci, Cheiranthi, Polianthis, Jasmini, Lilii, Tiliæ, Violæ.*

Herbæ : *Lavandula, Thymus, Majorana, Ocymum, Origanum, Satureja, Melissa, Marum.*

AROMATICÆ odore et gustu fere conveniunt. *Cinnamomum, Laurus, Sassafras, Camphora, Macis, Cardamomum, Caryophyllus, Myris-tica, Acorus, Ammi, Angelica, Citrus.*

GRAVEOLENTIA singularia sunt.

Alliacea : *Allium, Cepa, Porrum, Alliaria, Scordium, Petiveria, Assa fœtida.*

Hircina : *Orchis, Vulvaria, Hieracium fœtidum, Geranium rober-tianum.*

TETRA odore ingrato notissima : *Stachys fœtida, Cotula fœtida, Tagetes, Opium, Cannabis, Ebulus, Anagyris.*

NAUSEOSA quæ ingesta a natura respuuntur.

Veratrum, Helleborus, Convallaria, Asarum, Nicotiana, Colo-cynthis.

(5) Sur la famille des Droséracées. Ann. des Sc. nat.; février 1848, p. 81.

(6) Ce fait qu'on observe également chez d'autres plantes lactes-centes, et en particulier chez plusieurs Chicoracées, n'est pas le résultat d'une pression mécanique, mais d'une véritable réaction vitale, qui se manifeste par la contraction tonique du tissu sous-acent à l'épiderme.

(7) Voici comment Adanson analyse, en le réduisant en tableau

synoptique, le travail long et diffus de Porta. Nous laissons à l'infatigable et original auteur du livre *des Familles*, la responsabilité de sa malencontreuse orthographe, et du jugement par trop favorable qu'il porte sur l'œuvre du médecin de Naples.

« Porta, dans un ouvrage intitulé : *Phytognomica seu methodus nova facillimaque*, *quâ Plantarum ac rerum omnium vires ex solâ faciei inspectione assequantur*, divise les plantes en sept classes, en les considérant selon leur lieu natal, et les raports qu'elles ont avec les homes ou les animaux, soit par la figure de certaines parties, soit par leurs mœurs, et enfin par les raports qu'elles ont avec les astres.

1re CLASSE. — *Plantes considérées selon leur lieu natal.*

1. Section. Plantes aquatikes.
2. — — terrestres.
3. — — des 3 climats, le froid, le tempéré et le chaud.
4. — — montagnardes.
5. — — cultivées et sauvajes.

2e CLASSE. — *Plantes qui ont des parties semblables à celles des homes.*

1. Sect. Plantes semblables à des cheveux....... Les Capillaires.
2. — — ieux.......... Le Buftalmum.
3. — — dents........ La Dentaire, le Pin.
4. — — mains ou doigts. Orchis. Ermodate.
5. — — testicules...... Orchis.
6. — — cœurs......... Antora, Valériane, Persea.
7. — — poumons...... Pulmonaire, *Fumaria radice cava.*
8. — — fœtus......... Noix, Cocos, Aron, Ail.
9. — — vessies......... Alkekenje, Corindon, Colutea.

3ᵉ CLASSE. — *Plantes qui ont des parties semblables à celles des animaux.*

1. Sect. Racines	la queue de Scorpion....	*Doronikon - Pardalianches.*
2. — Fleurs,	des mouches et papilions.	Orchis, Légumineuses.
3. — Tijes.	des serpents:.........	*Dracunculus, Arisaron.*
4. — Fruits.	des cornes...........	*Aron, Scorpioides,* Fénugrec.
5. — Fleurs.	une crête.............	Ormin, *Fumaria-Korudalis.*
6. — Fleurs.	une bouche............	Acante, Antirinon, *Dracunculus.*
7. — Feuilles.	une langue...:........	Cynoglose, Buglose, Ofioglose.
8. — Épines.	des épines............	Ronce, Smilax, Épinat.
9. — Racines.	des testicules.........	Orchis.
10. — Fruits et fleurs.	la queue du Scorpion....	*Upekoon,* Cotonile, Éliotrope.
11. — Racines, épis, tijes.	la queue du cheval......	Panes, *Alopecuros,* Prêle.
12. — Feuilles.	un pié de cheval, d'oiseau, etc.	Tussilage, *Chenopodion,* Figuier.

(semblables à)

4ᵉ CLASSE. — *Plantes qui ont des parties semblables aux maladies de l'home.*

1. Sect. Feuilles, tijes,	imitant par leurs	taches, les taches de la peau. Aron, Arisaron, *Dracunculus.*
2. — Fruits,		écailles, les vérues de la peau. *Pinaster,* Scabieuses, Lis.
3. — Racines		grumeaux, les varices. *Ficaria, Kirsion,* Scrofulère.

5ᵉ CLASSE. — *Plantes dont les qualités sont relatives à celles des animaux.*

1. Sect. Plántes belles rendent les homes beaux.
2. — — fécondes — — féconds.
3. — — stériles — — stériles.
4. — — de chake saison, sont plus convenables à l'home dans ces saisons.

6e CLASSE. — *Plantes dont les mœurs sont analogues à celles de l'home.*

1. Sect. Plantes gaies ou tristes rendent les homes gais ou tristes.
2. — — sympathikes ou antipathikes avec l'home.

7e CLASSE. — *Plantes qui ont du rapport avec les astres.*

1. Sect. Les dorées, — le Soleil.
2. — jaunes, — Jupiter.
3. — blanches, — la Lune.
4. — rouges, — Mars.
5. — incarnates, — Vénus, et favorisent les plaisirs.
6. — livides, vertes, pourpres ou bleues, — Saturne, et guérissent la rate.
7. — couleurs variées et mélanjées des Fleurs, — Mercure.

(ont du rapport avec)

8. Les plantes, qui se tournent du çôté du Soleil, ont rapport au Soleil.
9. — — de la Lune — à la Lune.
10. — ont la forme du Soleil, — au Soleil.
11. — — de la Lune, — à la Lune.
  Telles que la Lunaire, l'Osmunda Lunaria, le Séné, le Fer-à-cheval.
12. croissent sous la zône torride, ont rapport au Soleil.

De ces 7 classes, pas une n'est naturelle; elles sont divisées en 47 sections, dont 2 sont naturelles.

Suivant Porta, les Plantes dont quelque partie représente un foie, sont bones aux maladies de foie; celles qui représentent des ieux, sont bones aux ieux; celles qui ont la forme des testicules, sont bones aux maladies des testicules; celles qui représentent des doigts, sont bones à la goute, et ainsi des autres. Cette idée et la méthode qu'il a fondée dessus, est très-ingénieuse et contient au moins autant de vérités que de faussetés.»

ADANS.; *Famill. des pl.*, vol. I, ,préf. p. II.

(8) OSWALDI CROLLII BASILICA CHYMICA *pluribus selectis et secretissimis propriâ manuali experientia opprobatis descriptionibus et usu remediorum chymicorum selectissimorum aucta, a Johanne Hartmannio*, etc. Genevœ, apud Petrum Choët, ann. 1643. Il existe une

traduction française du même ouvrage : *La chimie royale de Crollius*, traduite en français par J. Marcel de Bovlene. Paris, 1633.

(9) Baptiste de la Porte, Neapolitain, traïcte amplement cette matière (des Signatures), les Paracelsites sont de son escot et non les galénistes, et en rapporte plusieurs exemples : son travail est grand, mais il ne respond pas tousiours à la promesse, la raison n'y est pas bien formée, et l'expérience ne le témoigne pas tousiours ; telle signature est donnée à vne plante, qu'il ne s'ensuit pas que sa vertu soit dénottée par elle, joinct qu'en beaucoup de ressemblance il s'y rencontre plus d'imagination que de vérité. C'est comme des nuées que l'on fait ressembler à tout ce que la fantaisie se représente, à vne gruë, à vne grenoüille, à vne armée, et autres semblables visions. Cet autheur en un lieu a dit que le Pain de pourceau imite la forme de la matrice, et à vn autre endroict il le rapporte aux escroüelles, lequel croira-t'on des deux ? et ce qui est de plus plaisant en cecy, c'est de représenter la signature par des choses artificielles, comme la fleur de Napel à un heaume, et dire que par là elle dénotte sa vénénosité tuant, comme si le heaume fait pour la deffence, tuait celui qui le porte ou était cause de sa mort, luy qui est faict pour sa conservation, et puis l'Authore a semblable signature que l'on tient estre très excellente contre les venins. Nostre Iris et celuy de Florence, dont les feüilles sont faictes à guise de la lame d'une épée ou d'un bracmart à l'antique, deuraient plustôt estre de très présents venins, ayant la signature d'un instrument qui sert à tuer les hommes et les animaux très promptement, qu'à peine se peut-il trouuer de plus présent venin en la nature vniverselle ; et le bec de gruë, principallement celuy que l'on nomme Éguille de pasteur, deurait tuer le monde, l'Antirinon qui ressemble à la tête de veau despoüillée de sa peau ; deurait auoir quelque fascheuse qualité, mais cela est au contraire. Ceux qui disent que le Pauot, la Noix et le bouton de Piuoine, avant qu'estre espanouy, ressemblent à la teste, et en auoir les signatures, que ne disent-ils le mesme du Chou à pomme, de la Citroüille, du Melon, et autres semblables. Et puis rencontrant plusieurs plantes de pareille signature à vn membre, comment deuinera-t'on par là que c'est plustot pour cette maladie-cy que pour celle-là, que l'épilepsie est soulagée par la Piuoine, et qu'elle ne

le soit pas par la Noix et par le Pauot, ou par le Chou : Les grains
noirs de l'herbe [Paris représentent la pupille de l'œil, la Camomille, le Soucy, l'herbe à l'Espreuier, l'Argemone, l'Ane-
mone, l'Argentine, la grande Marguerite des prez, autrement dicte
Œil de Bœuf, ont toutes les signatures aux yeux, mais différem-
ment : car elles ne sont toutes bonnes pour une mesme maladie ;
qui enseigne cette différence, et d'où en apprendra-t'on l'usage? Qui
fait que le Fenoüil, la Verueine et la Rue profitent à plusieurs de
ces maladies, et n'en ont aucune signature, et que l'Euphraise
représente plustost les vices de l'œil que les vertus, néanmoins est
tant excellente pour les yeux.

Quelle rencontre que les plantes qui ressemblent à l'œil sont re-
mèdes à ses indispositions, comme aussi celles du cœur au cœur,
et que celles qui ont rapport à la matrice, comme le Pain de poùr-
ceau et l'Aristoloche ronde luy nuisent plustost que de luy ayder.
Comme ils disent que la Brionne, les Meschoacam, la moüelle de
Sureau et la Pesche ont signature à l'Anasarque. Qui a enseigné
q ue la racine de la Brionne et celle du Meschoacam, toutes entières y profitent, et qu'il n'y a que l'escorce de celle de Sureau
qui y vaille, et la seule fleur du Peschè, et non son fruict, sa
semence, son écorce, ou ses feuilles? Ceste distinction ne vient-
elle pas d'ailleurs que de l'art signé? Ie ne pense que l'on me le nie,
et parconséquent la ressemblance des Plantes, soit au corps
entier, à ses parties, ou aux maladies, tant particulières que générales, puisse entièrement fournir à la connoissance de la vertu es-
sencielle, spécifique et formelle des Plantes, et qu'il y faut encore
ioindre un autre Art.

Ces observations estant vuidées, véritablement nous serons
d'accord, autrement ie mettray en suspens cet art physionomique
des Plantes qui enseigne tant facilement à connoistre leurs vertus
plus cachées. Ie ne voudroys pourtant opiniatrement nier que
tant de figures si différentes fussent inutiles en ces sujets, non plus
que les saveurs et les odeurs, l'Artisan qui les dispense et dispose,
les produit à quelque fin que ie puis dire avec assurance, ne nous
estre encore bien connuë. Car, retournant à cette signature, ren-
contrans divers simples d'une pareille marque à quelque maladie de
ce membre qu'elles regardent, l'addresserons nous, ou toutes en-

7

semblé, ou vne pour toutes, et quelle partie pour cette vertu prendrons nous, et puis pour une Plante ressembler de quelqu'une de ses parties, à quelqu'une de celle des animaux, est-ce à dire qu'elle soit pour cela utile aux hommes en semblable membre, partie et maladie? Il tient que les couleurs sont marques de leur convenance, que la jaune est analogue à la bile flave, et la noire à là mélancholie; la Casse et les Tamarins ne purgent pas pourtant là mélancholie, ny ne l'engendrent aussi; la Manne purge le sang, elle est blanche; le Senné purge l'atrabile, et il est vert, il devrait pour cela purger la bile ærugineuse et prasine.

Il me semble que sur ces rencontres on peut faire ces questions. Sçavoir, s'il n'y a que les Plantes signées qui ayent la faculté de guérir le membre et la partie auxquels elles ont ressemblance de leur maladie, ou s'il y en a encor d'autres : Et au cas qu'il y en ait, laquelle elle est la plus efficacieuse de celle qui est signée ou de celle qui ne l'est pas?

A la première nous y avons satisfait en monstrant plusieurs Plantes propres à la cure de diverses maladies, sans avoir de ressemblance à la partie malade ny à l'espèce de la maladie : quel rapport de la Matricaire ou Espargoutte à la matrice, quelle du Rosmarin et de la Bétoine à la teste ? Quelle de l'Aigremoine au loye? De la petite Pilosselle au poulmon, qui luy est tant excelfénte? Du Cresson à la ratte? du Saffran au cœur, et de semblables ? Cela fait donc dire qu'il y en a de spécifiques à ces parties et à leurs maladies, sans en avoir la signature.

Quant à l'autre question, au cas que ces signatures soient vraies ; je dy que pour le justifier, que cela consiste en vne bonne expérience.» GUY DE LA BROSSE , *De la Nature des plantes.*

(10) Au sujet de la structure des plantes parasites, on pourra consulter avec intérêt les auteurs suivants : J. DECAISNE, Mémoire sur le développement du Gui. (Mém. Acad. roy. de Bruxelles.) — ID., sur le parasitisme des Rhinanthacées, Ann. des Sc. nat., 1847, p. 383. — ID., sur la structure anatomique de la Cuscute et du *Cassytha.* ann. 1846, p. 247. — J.-D. HOOKER, sur l'organisation des *Myzodendron,* traduit dans les Annales des Sc. nat., ann. 1846, p. 193. — DUCHARTRE, Mémoire sur la Clandestine. — ID., Note sur l'anatomie de l'*Orobanche Eryngii.* Ann. des Sc. nat. , 1845,

p. 74. — LORY, sur les Orobanches, les *Lathræa* et le *Neottia Nidus avis*. Ann. des Sc. nat. 1847, p. 158. — W. GRIFFITH, Des parasites sur les racines rapportées [par les auteurs aux Rhizanthées. Ann. des Sc. nat., 1847, pag. 302, traduit du Mémoire original publié dans les *Transactions of the linneam Society*. — MITTEN, sur le parasitisme du *Thesium linophyllum*. Ann. des Sc. nat. (Traduit du *Hooker's London Journal of botany*.) — ENDLICHER et UNGER, *Grundzüge der Botanik*, p. 67 et p. 372-3.

(11) Feu le professeur Delille a signalé la présence des mêmes organes chez l'*Hydrocharis Morsus ranœ*. (*Notice sur un voyage botanique et horticole en Belgique*, etc. ; dans le Bullet. de la Société d'agric. de l'Hérault. Ann. 1848.)

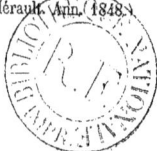

FIN.

Chimie médicale et Pharmacie.

Signaler les principales conditions à observer dans le choix à faire des substances naturelles médicinales.

Chimie générale et Toxicologie.

De l'arséniure d'hydrogène ou hydrogène arséniqué ; décrire les propriétés de ce gaz ; les procédés par lesquels on peut le préparer ; en donner la théorie ; faire connaître son action sur l'économie animale.

Botanique.

En quoi consiste le duvet fourni par divers végétaux ?

Anatomie.

Établir les différences de la tête humaine, suivant les races.

Physiologie.

Est-il vrai que, dans le cours des âges de la vie humaine, il y ait une correspondance proportionnelle entre l'intelligence et le *physique* ?

Pathologie et Thérapeutique générales.

Des secours que les sciences physiques apportent dans l'étude de la pathologie générale.

Pathologie médicale ou interne.

Causes de l'hémoptysie.

Pathologie chirurgicale ou externe.

Des maladies de la cornée transparente.

Thérapeutique et Matière médicale.

Démontrer l'indépendance de l'existence de la thérapeutique, et exposer les bases sur lesquelles elle repose.

Opérations et Appareils.

De l'hémorrhagie à la suite des opérations chirurgicales.

Médecine Légale.

De la viabilité.

Hygiène.

Qu'est-ce que l'instinct; suffira-t-il de l'écouter, dans l'exercice de nos fonctions, pour conserver la santé?

Accouchements.

De l'adhérence du placenta.

Clinique interne.

Quel est l'élément qui complique le plus souvent la fièvre catarrhale?

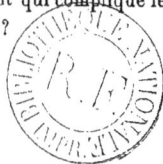

Clinique externe.

De l'hémorrhagie nasale, et des moyens propres à l'arrêter ou à en prévenir le retour.

Titre de la Thèse à soutenir.

Des limites de la concordance entre les formes et la structure des végétaux et leurs propriétés médicinales.

FACULTÉ DE MÉDECINE.

Professeurs.

MM.

BÉRARD ❋, Doyen., Prés.	Chimie générale et Toxicologie.
LORDAT. ❋	Physiologie.
DUPORTAL ❋, Exam.	Chimie médicale et pharmacie.
DUBRUEIL O. ❋.	Anatomie.
GOLFIN. ❋	Thérapeutique et Matière médic.
RIBES.	Hygiène.
RECH ❋.	Pathologie médicale.
RENÉ ❋.	Médecine légale.
ESTOR.	Opérations et Appareils.
BOUISSON.	Clinique chirurgicale.
BOYER.	Pathologie externe.
DUMAS.	Accouchemens.
FUSTER.	Clinique médicale.
ALQUIÉ.	Clinique chirurgicale.
JAUMES.	Pathologie et Thérapeut. générales.
N.... ..	Botanique.
N......	Clinique médicale.

Professeur honoraire.

M. LALLEMAND ❋.

Agrégés en exercice.

MM.	MM.
CHRESTIEN.	LOMBARD.
BROUSSE, Examinateur.	ANGLADA.
PARLIER ❋, Examinateur.	LASSALVY.
BARRE.	COMBAL.
BOURELY.	COURTY.
BENOIT.	BOURDEL.
QUISSAC.	

SERMENT.

—

En présence des Maîtres de cette École, de mes chers Condisciples et devant l'effigie d'Hippocrate, je promets et je jure, au nom de l'Être Suprême, d'être fidèle aux lois de l'honneur et de la probité dans l'exercice de la Médecine. Je donnerai mes soins gratuits à l'indigent, et n'exigerai jamais un salaire au-dessus de mon travail. Admis dans l'intérieur des maisons, mes yeux ne verront pas ce qui s'y passe ; ma langue taira les secrets qui me seront confiés, et mon état ne servira pas à corrompre les mœurs, ni à favoriser le crime. Respectueux et reconnaissant envers mes Maîtres, je rendrai à leurs enfants l'instruction que j'ai reçue de leurs pères.

Que les hommes m'accordent leur estime si je suis fidèle à mes promesses ! Que je sois couvert d'opprobre et méprisé de mes confrères si j'y manque !

—

www.ingramcontent.com/pod-product-compliance
Lightning Source LLC
Chambersburg PA
CBHW050550210326
41520CB00012B/2793